AF586868

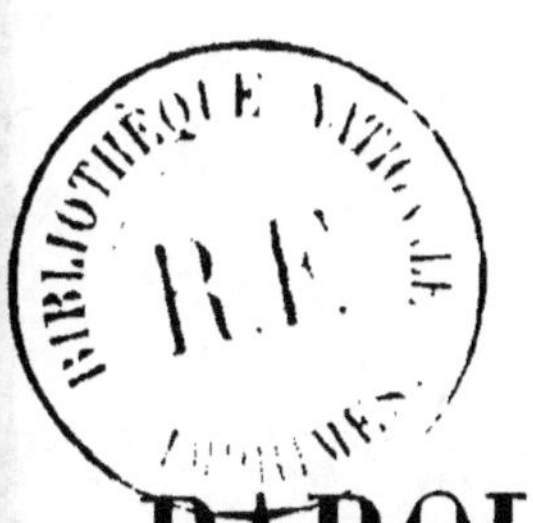


# DISCOURS

SUR CES

# PAROLES D'HIPPOCRATE

## *VITA BREVIS, ARS LONGA*

Prononcé en séance publique, le 12 mai 1878

PAR

**Le D^r^ Achille JANOT**

Médecin en chef honoraire de l'Hôtel-Dieu, vice-président de la Société de Médecine de Toulouse, etc.

TOULOUSE

IMPRIMERIE DOULADOURE

Rue Saint-Rome, 39

1878

*Extrait du Compte rendu des Travaux de la Société de Médecine, Chirurgie et Pharmacie de Toulouse.*

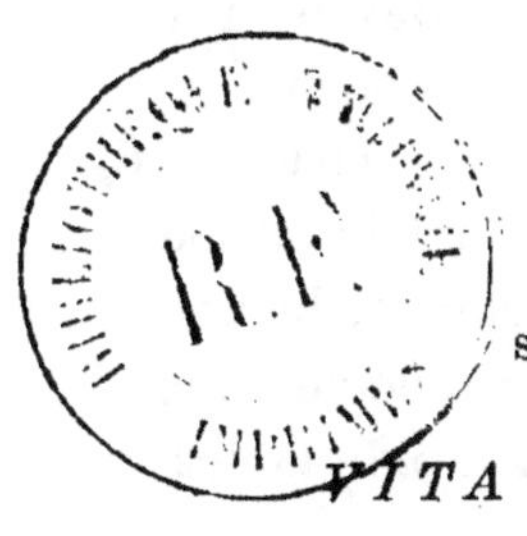



# DISCOURS

SUR CES PAROLES D'HIPPOCRATE :

*VITA BREVIS, ARS LONGA,*

PRONONCÉ EN SÉANCE PUBLIQUE, LE 12 MAI 1878

---

MESSIEURS,

Les fonctions de vice-président de votre Compagnie exposent à des surprises périlleuses pour l'amour-propre du titulaire.

Averti presqu'à la dernière heure, j'ai dû me charger d'une tâche qui, pour être remplie d'une manière digne de vous, a besoin d'être préparée par de longues réflexions et souvent, comme l'ont fait mes devanciers à ce fauteuil, par de patientes recherches. Nous nous rappelons, en effet, avec un souvenir reconnaissant ces pages intéressantes de l'histoire de votre Société, ces biographies éloquentes de quelques médecins illustres, ces dissertations élevées sur la philosophie ou l'histoire de la médecine, qui ont tour à tour charmé l'auditoire de nos séances publiques.

Les circonstances impérieuses qui ont retenu votre président et qui vous privent aujourd'hui du bonheur de l'entendre ne m'ont donné pour traiter un sujet devant vous que le temps que l'on emploie d'ordinaire à le choisir.

Une de mes premières pensées a été de vous parler des progrès étonnants qui ont été accomplis pendant la période actuelle dans des sciences qu'on peut appeler modernes : l'histologie, la chimie pathologique, la physiologie expérimentale, et d'essayer de vous présenter un rapide tableau des conquêtes que nous y avons faites.

A cette étude se rattachaient les travaux de cet homme illustre que nous comptions au nombre de nos membres honoraires, dont la mort a été un deuil pour la France et qui a tracé dans la science le sillon lumineux des plus fécondes découvertes. Vous avez tous nommé Claude Bernard.

Quel œuvre d'avoir, en quelques années, construit ce majestueux édifice commencé par Bichat, continué par Magendie, d'avoir, par les combinaisons les plus heureuses des procédés d'exploration les plus ingénieux, surpris tant de secrets de l'organisation vivante !

Les fonctions jusqu'alors ignorées du pancréas ; la découverte de la fonction glycogénique du foie ; des nerfs vasomoteurs, ces agents du mouvement intime par lequel le sang circule à travers les vaisseaux ; celle des nerfs calorifiques, qui contribuent à nourrir en nous le feu vital ; le rôle du grand sympathique dans des opérations où l'on ne soupçonnait pas encore son influence ; les rapports mieux étudiés de ce système ganglionnaire avec les nerfs de la vie de relation ; l'analyse de plus en plus précise des actes de la digestion et de la nutrition ; l'application à l'étude des maladies de ces données physiologiques, et en particulier la détermination des conditions auxquelles est attachée la production du diabetès ; les effets physiologiques des alcaloïdes toxiques sur l'économie humaine et tant d'autres études ébauchées, qui demeurent comme les germes de futures découvertes, quel héritage laissé à la postérité, et n'y aurait-il pas un grand intérêt à étudier en détail la vie et, comme on dit aujourd'hui, le processus scientifique de cette belle intelligence qui semble avoir personnifié dans les sciences médicales le génie investigateur et expérimental de notre époque?

Bien qu'au sein des Académies, les hommes les plus compétents et les plus autorisés doivent faire ce travail, j'aurais essayé dans mon humble sphère de vous en présenter une esquisse; mais je me suis souvenu qu'à part la Notice nécrologique dévolue à notre Secrétaire-général, le jeune confrère qui est chargé de nous faire l'histoire de notre concours du grand prix, doit nous entretenir des théories et des progrès de la science moderne. Aussi, tant il est vrai que les extrêmes se touchent, je suis passé de la physiologie contemporaine à la science antique, de Claude Bernard je me suis transporté à Hippocrate.

Et, avouons-le, le père de la médecine aurait bien quelque droit de se plaindre de notre indifférence actuelle. Qui lit Hippocrate aujourd'hui, qui cherche à s'inspirer du véritable esprit médical à cette source pure et inépuisable, qui ne se sent plus ou moins ébloui et enivré par les révélations d'un monde inconnu jusqu'à nous, qui ne se sent ému d'une vive curiosité devant ces analyses histologiques où l'on semble assister à la genèse elle-même de nos tissus, dans l'évolution intime de la cellule se multipliant, se modifiant à l'infini et remplissant peu à peu les travées successives de l'édifice organique?

Toutes ces merveilles de l'infiniment petit, tous ces horizons nouveaux ne vont-ils pas nous faire oublier le pieux héritage de nos ancêtres, ces brillantes théories ne vont-elles pas obscurcir pour nous les dogmes anciens et ne traiterons-nous pas bientôt ces vérités, fruit du travail des siècles, comme ces vieilles personnes laissées oubliées en un coin du foyer domestique et qui gardent cependant en elles le trésor de la sagesse et de l'expérience?

Voilà le reproche qui me semble s'exhaler des lèvres sévères du divin vieillard et si, comme dans les dialogues devenus classiques de cet autre Grec ingénieux qui fit si bien parler les morts, nous essayions de prêter une voix à Hippocrate, il accuserait cette légèreté insoucieuse, cette précipitation injuste qui, se laissant prendre aux mirages de l'heure présente, semble croire que la médecine ne date que d'hier et que les recherches du laboratoire et du microscope vont enfin résoudre toutes les énigmes physiologiques; comme s'il ne restait pas toujours à expliquer pourquoi et comment les cellules sont vivantes, par quelle force secrète et finale elles se coordonneraient entr'elles pour produire la merveilleuse unité que nous connaissons et comment aussi quelques molécules de matière médicamenteuse peuvent suffire quelquefois à la rétablir.

Comprenons la légitimité de ces revendications, et profitons des quelques instants qui nous sont accordés dans cette séance solennelle pour ouvrir ce livre d'Hippocrate où sont contenues, sous la forme la plus brève, des propositions médicales, dont quelques-unes peuvent avoir été infirmées par les progrès de la science, mais dont la plupart ont résisté à l'épreuve du temps; semblables à ces essences dont une simple parcelle renferme des vertus intenses et peut remplir un grand espace de ses parfums pénétrants, les aphorismes contiennent, sous une forme concentrée, une grande force expansive et d'une féconde application.

Prenons aujourd'hui les premiers mots du premier aphorisme et réfléchissons ensemble sur ces simples paroles : *Vita brevis, ars longa.*

*Vita brevis, ars longa.* Ces quatre mots expriment, avec une concision éloquente, la grandeur et la difficulté de l'art médical, l'exiguïté du temps qui nous est donné pour l'apprendre et le bien pratiquer.

Que de choses dans cette phrase si brève ! Quelle opposition mélancolique de la rapidité de la vie et de l'ampleur majestueuse, de la profondeur redoutable, de l'élévation sublime de la médecine !

Quand Hippocrate a écrit cet aphorisme, il avait longtemps vécu, longtemps exercé son art, et cependant, en présence des difficultés toujours renaissantes, des erreurs commises, des mystères encore inexpliqués de la santé et de la maladie, il semble trouver qu'il commence seulement à comprendre, il laisse échapper l'aveu de sa faiblesse devant l'œuvre qu'il a eu à accomplir et, semblable à ces grands artistes qui, après avoir travaillé toute une vie à une toile, brisent leur pinceau dans une sorte de désespoir, après avoir travaillé soixante ans, il s'avoue vaincu, il affirme que le sommet de l'art est inaccessible, qu'il est, au plus, permis de l'apercevoir et de s'approcher sans cesse de cette cime escarpée sans jamais pouvoir l'atteindre.

Rapprochons de cet aveu d'Hippocrate, de ce mot final du génie de l'observation, cette témérité présomptueuse de ces hommes qui, à peine entrés dans la carrière médicale, prétendraient en connaître tous les secrets, décideraient, sur un ton d'infaillibilité, les questions les plus ardues, laissant croire qu'ils ne peuvent trouver d'obstacle insurmontable dans les choses, pas plus que de supérieurs dans les personnes même les plus expérimentées.

Un orgueil aussi insensé ne donnerait-il pas le droit de penser que ces hommes ne soupçonnent même pas ce que c'est que la médecine, et qu'ils confondent une science facilement acquise dans les livres et les leçons classiques, avec l'art lui-même.

Car, revenons sans cesse sur cette parole d'Hippocrate : *Ars longa.*

Considérons que le père de la médecine ne se sert pas du mot *scientia* ; mais il se sert du mot *ars.* La médecine est donc un art.

Dire que la médecine est un art, c'est dire par cela même que le vrai médecin est un artiste.

L'artiste a un certain genre d'intelligence et de sensibilité approprié à l'objet dont il s'occupe ; il combine ses moyens eu égard à la diversité infinie des cas particuliers ; il est créateur et, comme a dit Hippocrate lui-même, inventeur de l'occasion : *occasionis inventor.*

Dans le livre V du tome Ier de son *Traité de l'expérience*, Zimmermann a écrit :

« Tout ce qui ne demande que de la mémoire et de l'assiduité, par exemple, l'histoire des substances matérielles et de leurs effets et même les particularités accessoires et peu intéressantes des arts, tout cela peut s'apprendre avec du travail et de l'assiduité. On parvient bientôt même aux premiers principes des mathématiques ; au contraire, la patience et le travail ne sont pas tout dans un art qui n'est fondé, la plupart du temps, que sur des probabilités, et dans lequel la réussite d'une opération dépend de l'habileté nécessaire à saisir promptement le plus haut degré de ces probabilités. Un art est fondé sur des probabilités quand il n'y a pas de règles incontestables et quand on ne peut suivre un plan déterminé dans tous les cas, quand l'esprit doit agir sans être suffisamment instruit comme s'il l'était ; quand il ne peut se régler seul dans des circonstances fort variables et qu'il approche de la vérité plutôt qu'il ne la saisit ; la politique, l'art militaire et la médecine sont de ce genre. »

Un peu plus loin, il ajoute :

« L'on peut dire que la médecine n'est, à la rigueur, que l'art de considérer un grand nombre d'événements présentés au hasard, d'en saisir la liaison, d'en tirer des conséquences lumineuses et de passer ainsi du connu à l'inconnu.

» Les plaintes du malade sont ce qui est connu; les changements internes que son corps a éprouvés et les moyens d'en rétablir l'ordre , voilà ce qui est inconnu. L'art de lier cette infinité de cas possibles est ce qui fait le génie du médecin ; plus ce génie est grand, mieux il peut saisir avec pénétration les ressemblances ou les différences des cas, les comparer avec finesse et les approfondir.

» Cette faculté devient un talent qui passe pour ainsi dire en instinct et qui est d'autant moins aperçu qu'il est plus étendu.

» Celse pensait qu'il devait y avoir dans un médecin certaine qualité qui ne peut se nommer ni même se bien comprendre. Ce je ne sais quoi de Celse est ce qui fait la différence de deux médecins qui auront eu la même éducation, auront fait les mêmes études, auront vu les mêmes cas, dans les mêmes circonstances, et dont cependant l'un l'emportera de beaucoup sur l'autre.

» C'est ce je ne sais quoi que Marcianus apercevait entre Galien et lui-même, et ce pour quoi il lui dit à Rome en le rencontrant : « J'ai lu le pronostic d'Hippocrate comme toi.
» Pourquoi donc ne puis-je pas pronostiquer comme toi ? »

Serrons de plus près par l'analyse le sujet qui nous occupe et demandons-nous quel est le problème à résoudre.

Il faut d'abord voir où est le mal, quelle est l'étendue du mal, quels sont les éléments du mal, comment ils se combinent entr'eux, quelle subordination existe entre ces éléments, quel est celui qui tient les autres sous sa dépendance, quels sont ceux qui ont une valeur nulle ou presque nulle. Dans cet état complexe et un qui est la maladie, qu'y a-t-il d'organique, qu'y a-t-il de vital et quelquefois même qu'y a-t-il de moral, quels sont les rapports précis de cette maladie avec le malade, en d'autres termes, comment est-elle individualisée par le sujet? Voilà les questions dont se compose cette chose délicate, déliée, profonde qu'on appelle le diagnostic ; mais il faut prévoir ce que deviendra cette situation de désordre, si elle se résoudra par les seules forces de la nature, s'il y faudra l'intervention active de l'art, ou si, malgré ce double pouvoir, elle doit aboutir à un événement funeste.

Dans l'hypothèse où la maladie est curable, comment la guérir? Si elle ne l'est pas, comment l'atténuer et la rendre le plus tolérable possible? Tel est le but au point de vue de la thérapeutique.

Il faut ou bien, quand cela est possible, opposer à la maladie un traitement d'une puissance en quelque sorte adéquate qui la saisisse et la terrasse, un spécifique en un mot, ou bien, après l'avoir habilement décomposée en ses éléments, il faut les attaquer dans leur ordre d'importance respective et, par une sorte de lutte divisée et progressive, venir à bout du mal total, ou bien encore par une perturbation audacieuse et cependant calculée, rompre le mode vicieux des actes de la nature et opérer une révolution heureuse au sein de l'économie. Quelles attaques variées, difficiles, profondes! Mais aucune de ces interventions ne peut avoir lieu sans une appréciation exacte de la situation du malade, sans un jugement précis sur le genre et la mesure des moyens à employer contre l'espèce, le degré, et je dirai même la nuance individuelle de la maladie. Une opération aussi délicate, aussi serrée, suppose une vue très-simple, très-pénétrante qui tient autant de l'intuition que de l'analyse. C'est le coup d'œil qui fond dans l'unité du regard la multiplicité des objets; c'est le tact qui donne, au milieu des demi-jours de la science, le sentiment de la voie qu'il faut prendre, et de celle qu'il faut éviter ; qui dit : là il faut agir et là ne pas agir, là il faut être agressif et là contemplatif, là modéré, là violent, là il reste à faire quelque chose, et là toute action serait stérile.

Pour arriver encore à comprendre ce que c est que l'art, il faut le voir en quelque sorte en action, il faut étudier et se représenter les grands médecins, soit anciens soit modernes, soit ceux qu'on connaît par leurs œuvres, soit ceux qu'on a vus au lit des malades, et se demander ce par quoi ils ont été habiles, ce par quoi ils ont été vraiment les hommes de l'art, les vrais artistes de la médecine.

Chez les uns, comme chez Laënnec, Bretonneau, Trousseau, c'est une sagacité pénétrante qui dégage et fait monter à la lumière l'inconnu physiologique, pathologique ou thérapeutique, et qui, en révélant la nature, la marche, le traitement des maladies, semble inventer ce qui est.

Chez les autres, comme chez Barthez, c'est une profondeur de pensée telle qu'elle semble prévenir l'observation par la force du raisonnement, c'est une telle intelligence des lois de la santé et de la maladie, qu'il semble qu'on ne pourrait mieux caractériser cette espèce de génie, qu'en l'appelant une *intelligence médicale*.

Chez d'autres, c'est un bon sens étonnant qui, sans descendre dans ces profondeurs, trouve toujours naturellement en toutes choses le meilleur, voit le mieux, le plus simplement, le plus sûrement ce qui est, ce qui adviendra, et surtout ce qu'il convient de faire dans une situation donnée. C'est le grand bon sens médical d'Hufeland, de Chomel; mais chez tous, que ce soit le génie de l'invention, l'esprit philosophique ou le bon sens pratique qui domine, il y a toujours finalement une aperception propre et en quelque sorte *sui generis* du fait médical, il y a la notion vraie, légitime, et, si l'on veut, la note juste, l'écho fidèle de la nature observée et interprétée relativement aux lois de la santé et de la maladie.

Ainsi l'étude des grands hommes, des grands maîtres, peut devenir souverainement utile en montrant quelle direction, quel essor chacun doit donner à ses facultés, eu égard à ses aptitudes naturelles pour mériter d'aborder et de résoudre les problèmes de l'art.

Loin de nous la pensée, qui serait tout au moins étrange et paradoxale, d'assimiler aux arts qui, comme la peinture, la sculpture, ont pour objet le beau dans ses diverses manifestations, un art dont l'objet est surtout l'utile, puisqu'il se propose de maintenir ou de rétablir l'harmonie des fonctions du corps humain.

Toutefois, nous plaçant à un point de vue très-général, demandons-nous, puisqu'il y a tant de points qui les éloignent et les différencient, s'il en est quelqu'un qui les rapproche.

Chaque art a son idée, comme son élément fondamental.

L'idée ou élément premier de la peinture; c'est la ligne et la couleur. Il faut, pour être grand artiste en ce genre, trouver les combinaisons les plus heureuses, les plus belles de la ligne et de la couleur, et auparavant, en étudier les lois ou rapports naturels.

L'idée ou élément de la sculpture, c'est la forme, le relief; il faut que l'artiste, en cette branche, sache reproduire par les contours du marbre ou du bronze, sous les conditions de la beauté, les êtres dont la nature fournit les types vivants ou que l'imagination peut enfanter.

L'idée ou élément de la musique, c'est le son; il faut

que le grand musicien reproduise par les effets de la note assouplie, variée à l'infini, les harmonies de l'univers.

Si, quittant maintenant le domaine des beaux-arts, nous nous demandons quelle est l'idée de la médecine, il faut répondre : Cette idée, c'est la vie. Pour être digne de ce nom, le médecin doit avoir l'idée vraie de la vie, soit dans son cours régulier, soit dans ses déviations ; il faut qu'en appréciant les manières d'être normales ou anormales, il sache la gouverner pour le mieux, la maintenir dans la voie droite ou l'y ramener si elle s'en écarte. Cette idée de la vie, portée au degré de lumière qui fait le grand médecin, présuppose une sorte de talent spécial, tout comme la peinture présuppose le talent naturel pour les combinaisons de la ligne et des couleurs; la sculpture, celui des formes; la musique, celui des combinaisons harmoniques du son.

Considérons encore d'un peu plus près ce qui est contenu dans cette idée de la vie.

Détaché du sein maternel, l'homme se développe par ses relations continues avec le monde extérieur, avec la nature. Chaque organe et l'ensemble des organes s'amplifient, se perfectionnent et se modifient avec la marche du temps. Il y a un mode de progrès de chaque partie et du tout, un processus naturel, un cours singulier de métamorphoses dans ce milieu cellulaire, au sein de ce tissu, dit conjonctif, qui est comme le lien de tous les organes; mouvement de nutrition ou de génération interstitielle, suivant la norme ou la loi physiologique.

Or, il y a une manière nette, vraie, de comprendre cette évolution vitale.

Cette compréhension répond à ce genre de talent, à cet esprit, qu'on pourrait appeler l'esprit physiologique. Haller, Bichat, Claude Bernard en ont été doués au plus haut degré, et dans leur génie ils ont été comme les miroirs de la nature vivante agissant suivant sa loi normale. Mais, le corps humain ne demeure pas toujours soumis à cette loi ; il s'en écarte malheureusement trop souvent, il dévie de mille manières, qui représentent le nombre infini des maladies. Tous ces états irréguliers ne sont pas seulement des exagérations ou des diminutions de l'état ordinaire, ce sont souvent des modalités originales, indépendantes, des états qu'on a appelés spécifiques. Or, il y a une aptitude plus particulière pour bien saisir, dans leur essence et dans leur pittoresque variété, toutes ces associations de symptômes qui, comme de mobiles tableaux, constituent les maladies ; c'est le talent, c'est l'esprit du pathologiste.

Dans l'antiquité, Arétée a été doué à un très-haut degré de ce genre d'esprit ; il a vu et il a décrit les maladies dans toute la vérité de leur physionomie expressive, il les a dépeintes avec une vigueur de traits, une vivacité de couleurs qui saisit fortement l'imagination et s'impose à la mémoire ; Arétée fut un grand observateur et un grand peintre de l'homme malade.

Mais ni le physiologiste, ni le pathologiste ne s'occupent directement de l'objet final de la médecine, qui est d'appliquer le remède ou de guérir : c'est là proprement la mission de cette partie de la science qu'on appelle la thérapeutique. L'esprit qui y correspond est celui qui révèle les moyens les meilleurs et le plus heureusement combinés pour dominer ou pallier le mal, en demandant à tous les agents de la nature des armes pour l'abattre, ou tout au moins pour l'affaiblir.

Mais ni le physiologiste, ni le pathologiste, ni même le thérapeute ne sont pas encore le médecin.

Le médecin, proprement dit, doit être tout cela ; mais il doit l'être à un degré de combinaison singulier, équilibré, compensé ; il doit avoir de ce qui fait le physiologiste, le pathologiste et le thérapeute, tout ce qui sert le but et non ce qui en éloigne.

S'il est trop physiologiste, comme Broussais, sa pratique se réduira à des traitements trop simples; logiquement privée de tous les agents spéciaux ou spécifiques, elle ne sera que le redressement de quelques fonctions dérangées.

S'il est trop pathologiste, il se perdra comme l'école contemporaine, dans les détails infinis de la symptomatologie ; inhabile à la synthèse, il s'attardera dans l'analyse minutieuse de tous les infiniment petits.

Enfin, s'il croit trop à la matière médicale en dehors de l'action coopérative de la nature, il aura des médications trop compliquées ; opprimant les forces de la vie par l'emploi tumultueux des remèdes, il tombera dans toutes les erreurs et dans tous les abus de la polypharmacie. Il doit donc avoir dans un talent complexe toutes ces qualités exquises, tous ces dons rares, mais fondus, atténués, pondérés dans la trame d'une puissante unité.

Cette heureuse association, ce tempérament intellectuel et moral, qu'il est si difficile de rencontrer, brille d'une manière éclatante dans le père de la médecine.

Hippocrate n'est ni un grand physiologiste, ni un grand anatomiste, c'est un grand médecin. Chez lui, l'idéal semble s'être réalisé. Je ne parle pas de ses qualités morales, de sa probité incorruptible, de son dévouement à l'humanité; je parle de son génie ou, si l'on veut, de son bon sens médical. S'il observe, il observe avec clarté et avec profondeur; s'il décrit les maladies, il les décrit avec une sobriété lumineuse qui caractérise, en quelques traits précis, les affections qu'il expose; s'il se décide à agir, il ne le fait que lorsque la nature impuissante réclame la coopération de l'art, et il le fait avec cette prudence active, cette initiative sage et vigilante et surtout cette simplicité de moyens qui permet d'analyser les effets en regard de leurs causes, qui excite la nature sans l'opprimer, qui l'aide sans l'absorber et il le fait avec cette modestie qui semble lui faire douter encore de son pouvoir, alors même qu'il l'applique avec tant d'intelligence et qui, dans un moment de découragement, en présence de la grandeur de son œuvre, lui arrache ces paroles empreintes d'une sublime tristesse : *Vita brevis, ars longa.*

Mais Hippocrate ne se sert pas seulement du mot *ars*; l'épithète qu'il ajoute indique combien le travail, combien la patience peuvent le développer et le perfectionner, ce qui établit l'importance et la part grande de la science pour affermir, dilater et compléter le talent. En effet, si la médecine n'était qu'une affaire d'inspiration, il ne faudrait pas un bien long temps pour devenir habile; mais il faut faire, défaire et refaire son expérience ; il faut étudier beaucoup, observer beaucoup et réfléchir sur ce qu'on a vu, il faut s'assimiler ce qui a été expliqué, éclairé par les devanciers. L'anatomie, la physiologie, la matière médicale et les autres sciences pathologiques ne se devinent pas et il est nécessaire de les apprendre. D'autre part, un seul homme ne pouvant pas observer un assez grand nombre de malades pour voir l'infinie variété des cas morbides, il doit suppléer à l'insuffisance de son expérience personnelle par l'expérience des autres; il doit lire, méditer les ouvrages des anciens et s'enrichir en même temps de l'expérience des contemporains, en prenant une connaissance approfondie de leurs travaux et se tenant chaque jour au courant des nouvelles découvertes.

Au prix de ces longues études, de ces longues réflexions, le médecin aura recueilli tous les éléments extérieurs qui doivent lui aider à juger; mais tout cela n'est pas le fond même du jugement ; ce sont des auxiliaires, des instruments, mais ce n'est pas le jugement lui-même et il faut en revenir toujours à cette faculté propre, originale, qu'on pourrait appeler : le *mens divinior* du médecin.

Je me suis proposé de vous montrer rapidement la nécessité de l'union intime de la science et de l'art; mais cette union ne doit pas être une confusion, et dans ce mariage de raison, chaque conjoint doit conserver ses droits respectifs.

Aux deux extrémités d'une chaîne immortelle, je vous ai montré deux grandes figures; Hippocrate et Claude Bernard. L'un, Hippocrate, représente surtout l'art; l'autre, Claude Bernard, représente la science. Qu'à travers les âges, ces deux grands esprits se saluent d'un sourire fraternel. A part l'art et la science, ils représentent encore deux choses qui doivent être réunies pour assurer les destinées de la médecine. C'est le progrès et c'est la tradition; l'un répond à cette audace de l'initiative individuelle qui, s'élançant par des routes inconnues, découvre des idées ou des faits nouveaux; l'autre répond à cette prudence jalouse, à cette fidélité pieuse qui conservent l'intégrité de la doctrine, qui jugeant tous les systèmes à la lumière supérieure de cette doctrine, ne les admet que pour en extraire et y fondre ce qu'ils ont de vrai, après en avoir éliminé toutes les exagérations et toutes les erreurs.

Les Sociétés de médecine ont surtout ce mandat de maintenir dans une équitable pondération ces deux éléments de richesse : l'un qui garde et l'autre qui augmente le trésor acquis. Par la diversité des esprits, par la variété des aptitudes, à la fois, elles poussent en avant et elles retiennent, elles stimulent et elles modèrent, sorte de compensation heureuse qui ressemble au double mouvement concentrique et excentrique d'où résulte, dans notre organisation, l'harmonie physiologique de la vie.

Votre Compagnie, Messieurs, a été toujours fidèle à ce

double esprit. Dans vos travaux intérieurs, comme dans vos publications, dans vos discussions comme dans vos journaux, vous avez fait une juste part à la tradition et au progrès, et, aujourd'hui même, vous allez bientôt couronner un Mémoire, dont l'un des principaux mérites, comme vous le dira dans les meilleurs termes notre habile rapporteur de la lutte brillante qui s'est ouverte devant vous, a été dis-je, d'admettre et d'expliquer certaines modifications utiles de théorie et de pratique que justifient les découvertes modernes, sans renverser les principes acquis et les fondements de la thérapeutique.

En vous parlant aussi de la médecine considérée comme un art, j'ai voulu m'élever contre une tendance funeste qui consisterait à croire que la médecine va devenir une science exacte.

Je suis bien loin de prétendre qu'elle n'a pas bénéficié des progrès qui ont été accomplis dans notre siècle, et qu'elle ne possède pas des instruments d'une plus grande précision dans les moyens si puissants dont elle dispose aujourd'hui pour interroger et explorer nos organes, j'affirme seulement que notre science ne peut être assimilée aux sciences physiques, comme certains esprits se plaisent à l'affirmer.

Si nous laissions se propager une pareille erreur, si nous laissions croire que la médecine peut être apprise comme le sont les mathématiques, nous serions bientôt envahis par la multitude affolée et remuante des demi-savants sans diplôme, qui se croiraient le droit de faire de la médecine avec des livres et des journaux. L'art n'est ni dans les manuels, ni dans les dictionnaires; il est dans le génie du médecin, s'aidant sans cesse des œuvres des maîtres et surtout de ce grand livre de la nature, où l'on ne sait pas lire en un jour, mais pour l'intelligence duquel il faut, par un travail assidu, développer le sens de l'observation, comme l'artiste perfectionne chaque jour son œil et sa main.

Ecartons donc les profanes. Veillons avec sollicitude à la garde du sanctuaire de l'art, asile inviolable de notre dignité et de nos libertés !

Quelques-uns trouveront ce langage ambitieux, d'autres l'appelleront suranné, qu'importe ? conservons fidèlement ces expressions consacrées qui relèvent nos cœurs et nous donnent le sentiment des grandes choses que nous avons à accomplir.

Aimons la médecine; ayons pour notre art un véritable culte. Plus nous l'aimerons, plus nous ressentirons de nobles colères contre ce qui l'abaisse et le déshonore.

Les calculs égoïstes, le mercantilisme, l'exploitation bruyante de la crédulité publique révolteront nos âmes épurées dans les généreux sacrifices et dans ces héroïsmes sublimes qui bravent tous les dégoûts comme tous les dangers pour l'humanité.

Et si les joies entraînantes de notre civilisation, si les attraits des loisirs dorés cherchaient à nous détourner de ces labeurs fortifiants qui nous sont nécessaires pour nous tenir au niveau de l'art et de notre mission, nous dirions à toutes ces tentations brillantes : Passez, nous n'avons pas le temps. — *Vita brevis, ars longa.*



---

Toulouse.—Imp. DOULADOURE.

www.ingramcontent.com/pod-product-compliance
Lightning Source LLC
LaVergne TN
LVHW052033160826
845678LV00003B/1327

* 9 7 8 2 3 2 9 6 3 7 4 7 1 *